I0711616

this journal belongs to

____

DATE:________________

Goal:____

____

____

____

Deadline:__________________

What do I need to do to achieve my goal?

Action Step	Date Completed
• ________________________________	______
• ________________________________	______
• ________________________________	______
• ________________________________	______

Why is this important to me?

____

____

____

____

____

DONE
☐

Notes

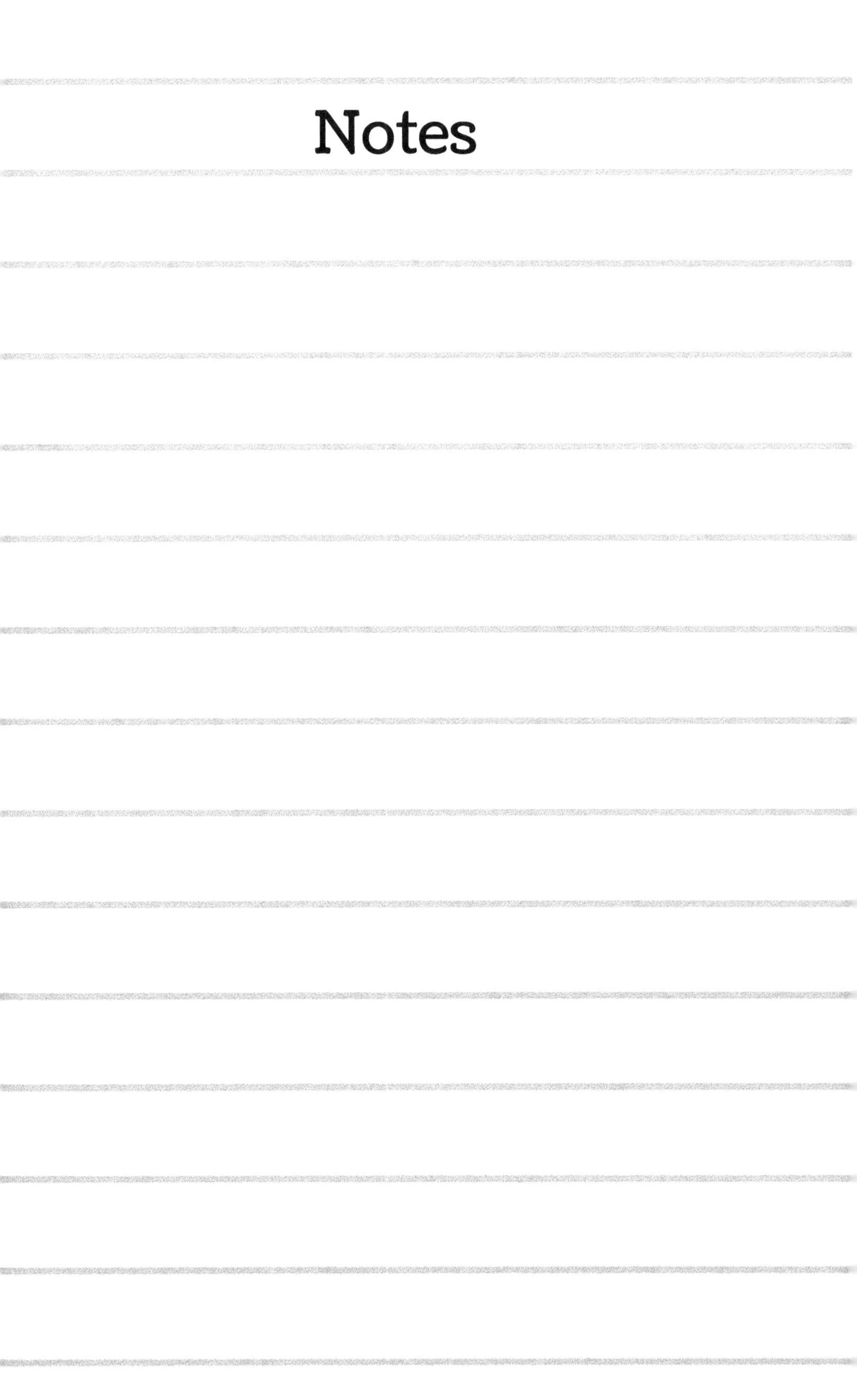

I WILL get it DONE

DATE:_______________________

Goal:____

____

____

____

Deadline:_____________________

What do I need to do to achieve my goal?

	Action Step	Date Completed
•	_______________________	_______
•	_______________________	_______
•	_______________________	_______
•	_______________________	_______

Why is this important to me?

____

____

____

____

____

DONE

☐

Notes

DATE:______________

Goal:____

____

____

____

Deadline:___________________

What do I need to do to achieve my goal?

Action Step	Date Completed
• _________________________	_______
• _________________________	_______
• _________________________	_______
• _________________________	_______

Why is this important to me?

____

____

____

____

____

DONE

☐

Notes

DATE:______________________

Goal:____

____

____

____

Deadline:_______________________

What do I need to do to achieve my goal?

Action Step	Date Completed
• _______________________	______
• _______________________	______
• _______________________	______
• _______________________	______

Why is this important to me?

____

____

____

____

____

DONE

☐

Notes

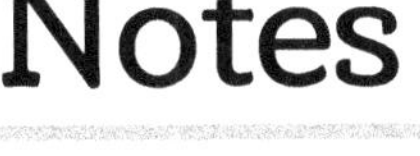

DATE:___________________

Goal:____

____

____

____

Deadline:____________________

What do I need to do to achieve my goal?

	Action Step	Date Completed
•	______________________	_______
•	______________________	_______
•	______________________	_______
•	______________________	_______

Why is this important to me?

____

____

____

____

____

DONE

☐

Notes
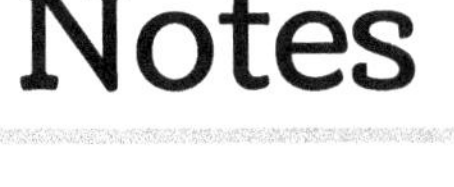

DATE:___________________

Goal:____

____

____

____

Deadline:___________________

What do I need to do to achieve my goal?

Action Step	Date Completed
• _______________________	_________
• _______________________	_________
• _______________________	_________
• _______________________	_________

Why is this important to me?

____

____

____

____

____

DONE

☐

Notes

DATE:____________________

Goal:_______________________________________

____

____

____

Deadline:__________________________

What do I need to do to achieve my goal?

	Action Step	Date Completed
•	______________________	______
•	______________________	______
•	______________________	______
•	______________________	______

Why is this important to me?

____

____

____

____

____

DONE
☐

Notes

DATE:_________________

Goal:____

____

____

____

Deadline:___________________________

What do I need to do to achieve my goal?

Action Step	Date Completed
• ________________________________	______
• ________________________________	______
• ________________________________	______
• ________________________________	______

Why is this important to me?

____

____

____

____

____

DONE

☐

Notes

DATE:_________________________

Goal:_____________________________________

____

____

____

Deadline:___________________

What do I need to do to achieve my goal?

Action Step	Date Completed
• _________________________	_______
• _________________________	_______
• _________________________	_______
• _________________________	_______

Why is this important to me?

____

____

____

____

____

DONE

☐

Notes

DATE:___________________

Goal:_____________________________________

____

____

____

Deadline:_______________________

What do I need to do to achieve my goal?

Action Step	Date Completed
• _________________________	_______
• _________________________	_______
• _________________________	_______
• _________________________	_______

Why is this important to me?

____

____

____

____

____

DONE

☐

Notes

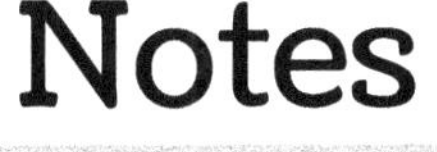

DATE:_________________

Goal:_________________________________

____

____

____

Deadline:______________________

What do I need to do to achieve my goal?

Action Step	Date Completed
• _______________________	_______
• _______________________	_______
• _______________________	_______
• _______________________	_______

Why is this important to me?

____

____

____

____

____

DONE
☐

Notes

DATE:_________________

Goal:____

Deadline:______________________

What do I need to do to achieve my goal?

	Action Step	Date Completed
•	______________________________	______
•	______________________________	______
•	______________________________	______
•	______________________________	______

Why is this important to me?

DONE

☐

Notes

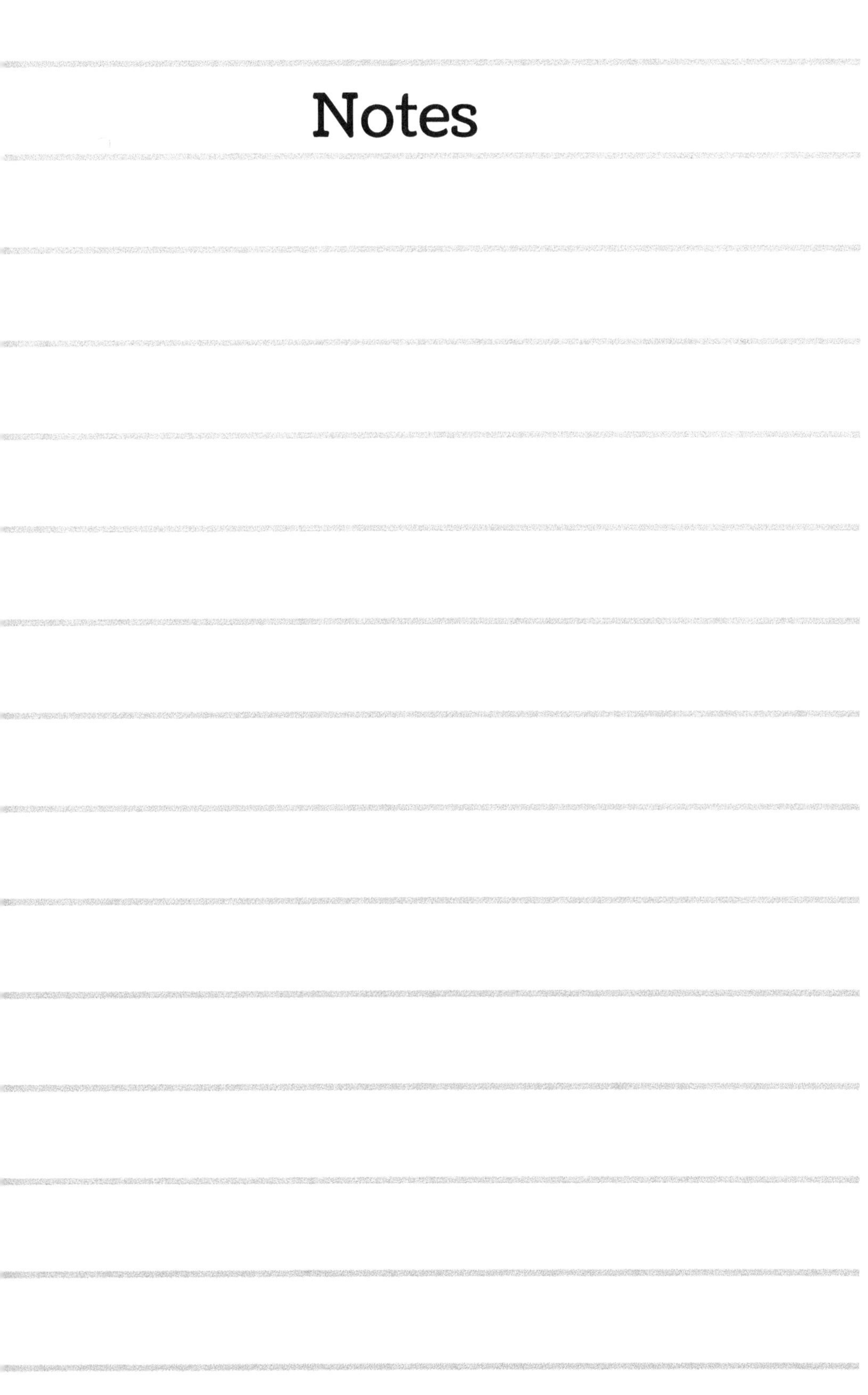

DATE:_______________________

Goal:_______________________________________

____

____

____

Deadline:___________________

What do I need to do to achieve my goal?

Action Step	Date Completed
• _______________________	______
• _______________________	______
• _______________________	______
• _______________________	______

Why is this important to me?

____

____

____

____

____

DONE

□

Notes

DATE:_________________________

Goal:____

____

____

____

Deadline:____________________

What do I need to do to achieve my goal?

Action Step	Date Completed
• ____________________________	_______
• ____________________________	_______
• ____________________________	_______
• ____________________________	_______

Why is this important to me?

____

____

____

____

____

DONE

☐

Notes

DATE:_________________

Goal:_________________________________

____

____

____

Deadline:_________________________

What do I need to do to achieve my goal?

Action Step	Date Completed
• _________________________	______
• _________________________	______
• _________________________	______
• _________________________	______

Why is this important to me?

____

____

____

____

____

DONE

☐

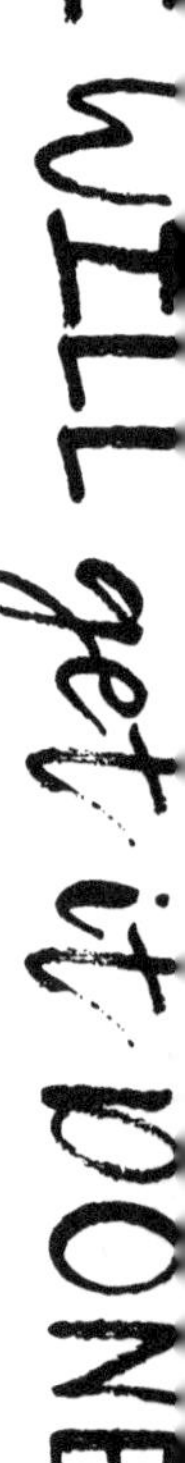

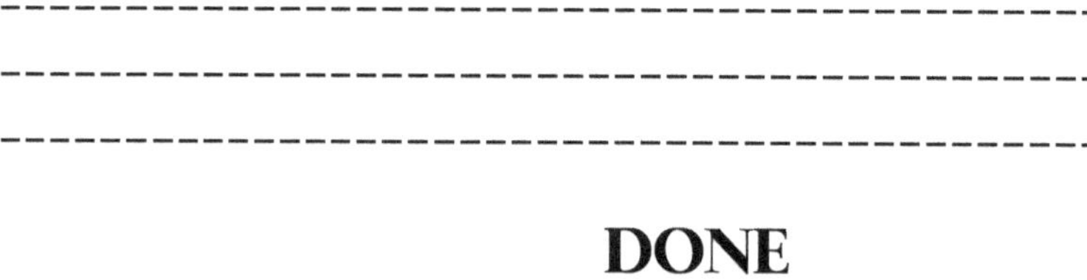

Notes

DATE:___________________

Goal:_________________________________

____

____

____

Deadline:__________________

What do I need to do to achieve my goal?

	Action Step	Date Completed
•	_____________________	_______
•	_____________________	_______
•	_____________________	_______
•	_____________________	_______

Why is this important to me?

____

____

____

____

____

DONE

☐

Notes

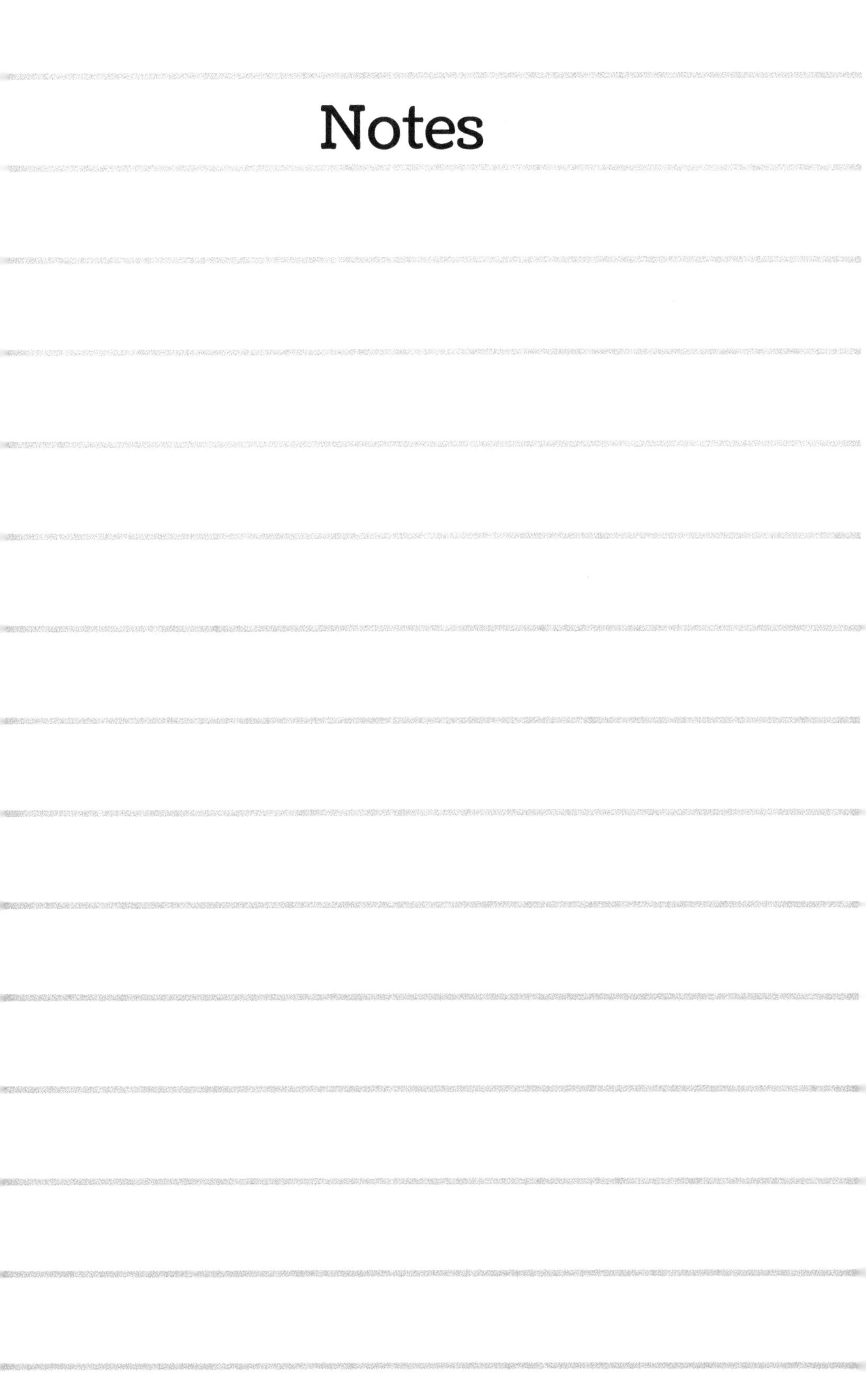

DATE:___________________

Goal:______________________________________

____

____

____

Deadline:_____________________

What do I need to do to achieve my goal?

Action Step	Date Completed
• ____________________________________	_________
• ____________________________________	_________
• ____________________________________	_________
• ____________________________________	_________

Why is this important to me?

____

____

____

____

____

DONE

☐

Notes

DATE:_______________________

Goal:____

____

____

____

Deadline:________________________

What do I need to do to achieve my goal?

	Action Step	Date Completed
•	____________________	_______
•	____________________	_______
•	____________________	_______
•	____________________	_______

Why is this important to me?

____

____

____

____

____

DONE

☐

Notes

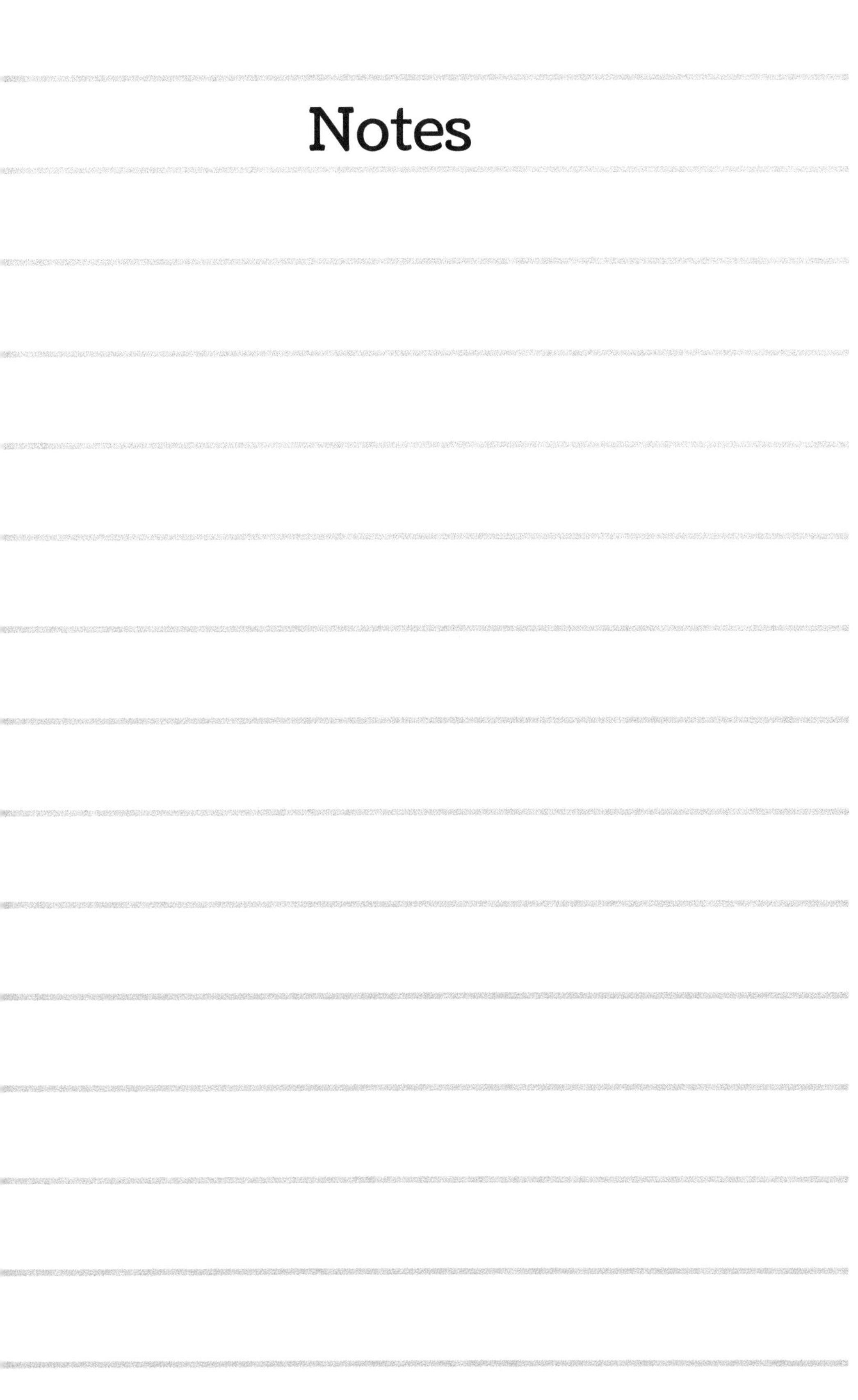

DATE:_______________________

Goal:____

____

____

____

Deadline:_____________________

What do I need to do to achieve my goal?

	Action Step	Date Completed
•	_____________________	_______
•	_____________________	_______
•	_____________________	_______
•	_____________________	_______

Why is this important to me?

____

____

____

____

____

DONE

☐

Notes

DATE:________________

Goal:____

____

____

____

Deadline:____________________

What do I need to do to achieve my goal?

Action Step	Date Completed
• ___________________________	_______
• ___________________________	_______
• ___________________________	_______
• ___________________________	_______

Why is this important to me?

____

____

____

____

____

DONE

☐

Notes

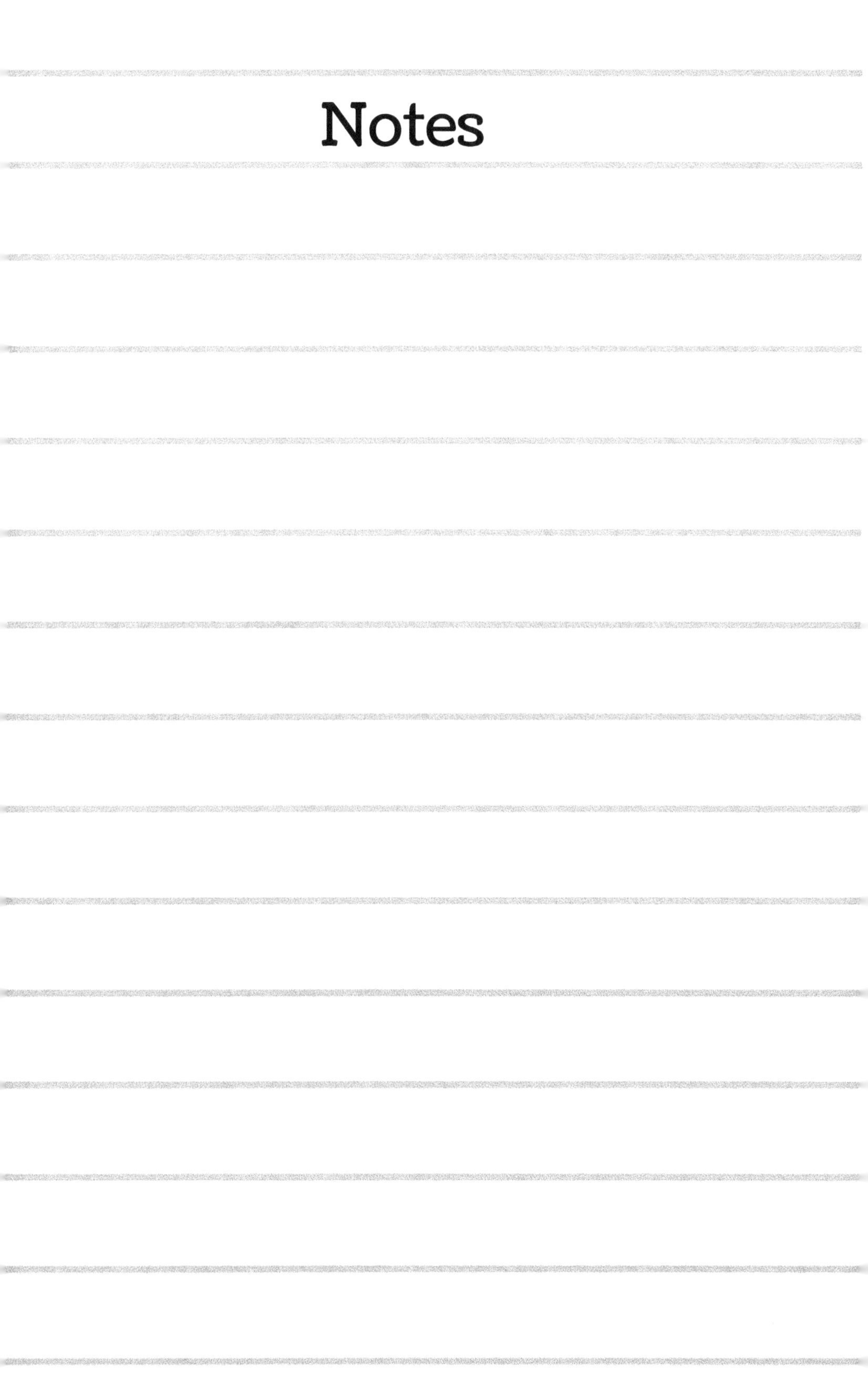

DATE:________________________

Goal:____

____

____

____

Deadline:__________________________

What do I need to do to achieve my goal?

Action Step	Date Completed
• ________________________________	_______
• ________________________________	_______
• ________________________________	_______
• ________________________________	_______

Why is this important to me?

____

____

____

____

____

DONE

☐

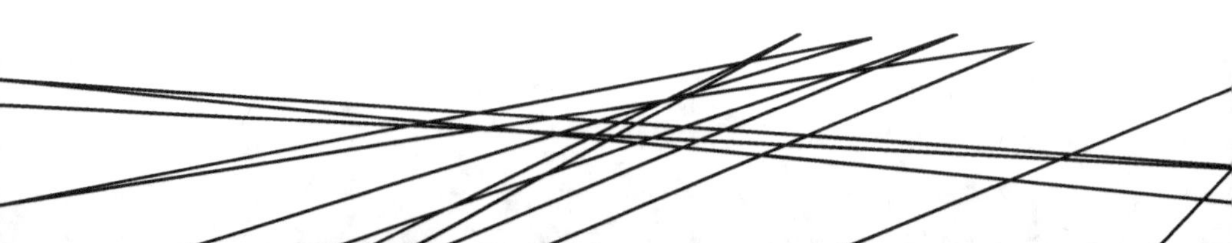

Notes

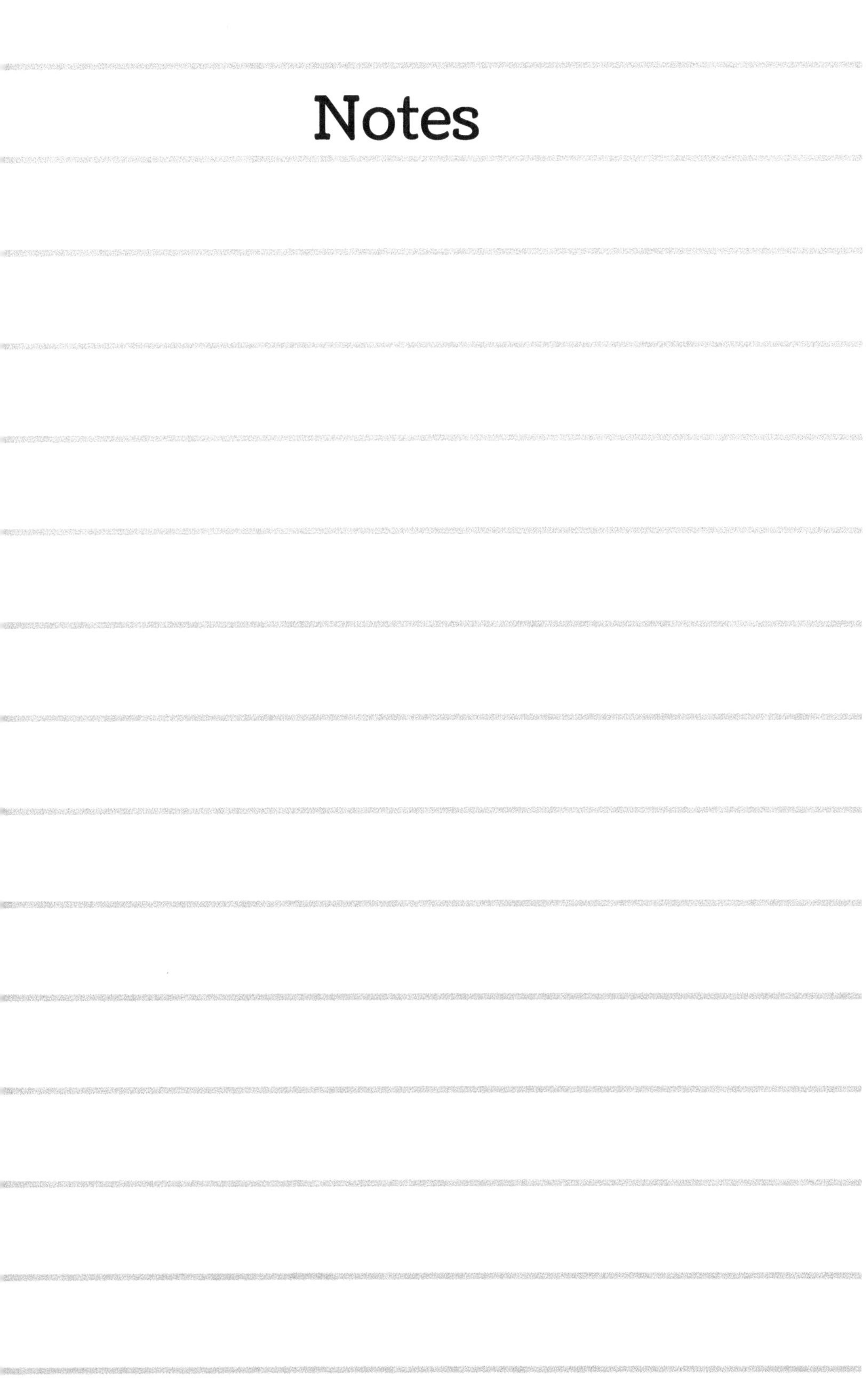

DATE:_______________________

Goal:____

____

____

____

Deadline:___________________

What do I need to do to achieve my goal?

Action Step	Date Completed
• _______________________	______
• _______________________	______
• _______________________	______
• _______________________	______

Why is this important to me?

____

____

____

____

____

DONE

☐

Notes

DATE:______________________

Goal:____

____

____

____

Deadline:____________________

What do I need to do to achieve my goal?

Action Step	Date Completed
• ______________________	_________
• ______________________	_________
• ______________________	_________
• ______________________	_________

Why is this important to me?

____

____

____

____

____

DONE

☐

Notes

DATE:___________________

Goal:____

____

____

____

Deadline:___________________

What do I need to do to achieve my goal?

Action Step	Date Completed
• ___________________________	______
• ___________________________	______
• ___________________________	______
• ___________________________	______

Why is this important to me?

____

____

____

____

____

DONE

☐

Notes

DATE:___________________

Goal:____

____

____

____

Deadline:_____________________

What do I need to do to achieve my goal?

Action Step	Date Completed
• _________________________________	_______
• _________________________________	_______
• _________________________________	_______
• _________________________________	_______

Why is this important to me?

____

____

____

____

____

DONE

☐

Notes

DATE:_______________________

Goal:____

____

____

____

Deadline:___________________

What do I need to do to achieve my goal?

	Action Step	Date Completed
•	_____________________	_____
•	_____________________	_____
•	_____________________	_____
•	_____________________	_____

Why is this important to me?

____

____

____

____

____

DONE

☐

Notes

DATE:_______________________

Goal:____

____

____

____

Deadline:_____________________

What do I need to do to achieve my goal?

Action Step	Date Completed
• ________________________	_______
• ________________________	_______
• ________________________	_______
• ________________________	_______

Why is this important to me?

____

____

____

____

____

DONE

☐

Notes

DATE:_________________________

Goal:____

____

____

____

Deadline:___________________

What do I need to do to achieve my goal?

Action Step	Date Completed
• _________________________	_______
• _________________________	_______
• _________________________	_______
• _________________________	_______

Why is this important to me?

____

____

____

____

____

DONE

☐

Notes

DATE:___________________

Goal:_________________________________

____

____

____

Deadline:___________________

What do I need to do to achieve my goal?

Action Step	Date Completed
• _________________________	_______
• _________________________	_______
• _________________________	_______
• _________________________	_______

Why is this important to me?

____

____

____

____

____

DONE

☐

Notes

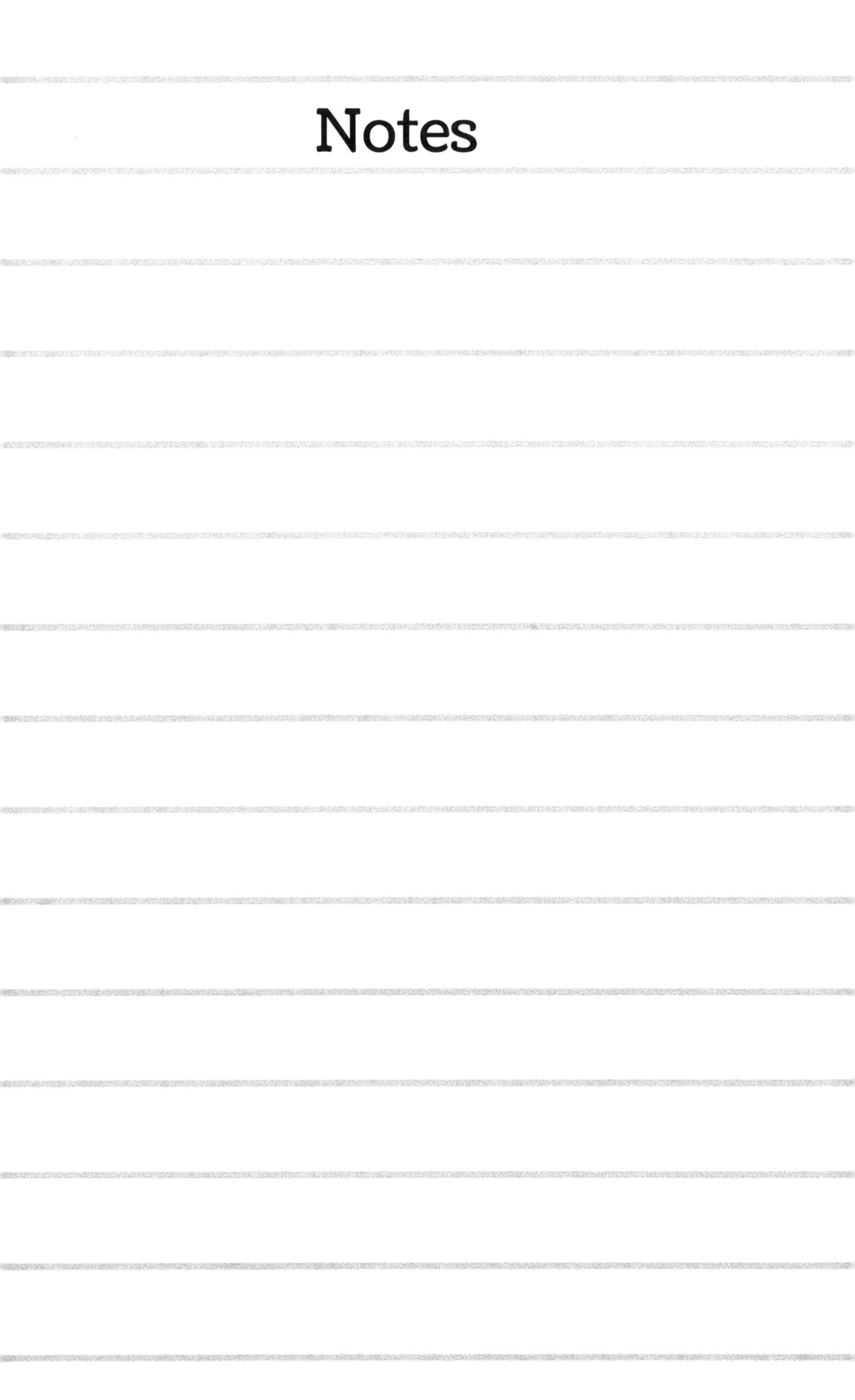

DATE:_______________________

Goal:____

____

____

____

Deadline:___________________________

What do I need to do to achieve my goal?

Action Step	Date Completed
• ___________________________	_________
• ___________________________	_________
• ___________________________	_________
• ___________________________	_________

Why is this important to me?

____

____

____

____

____

DONE

☐

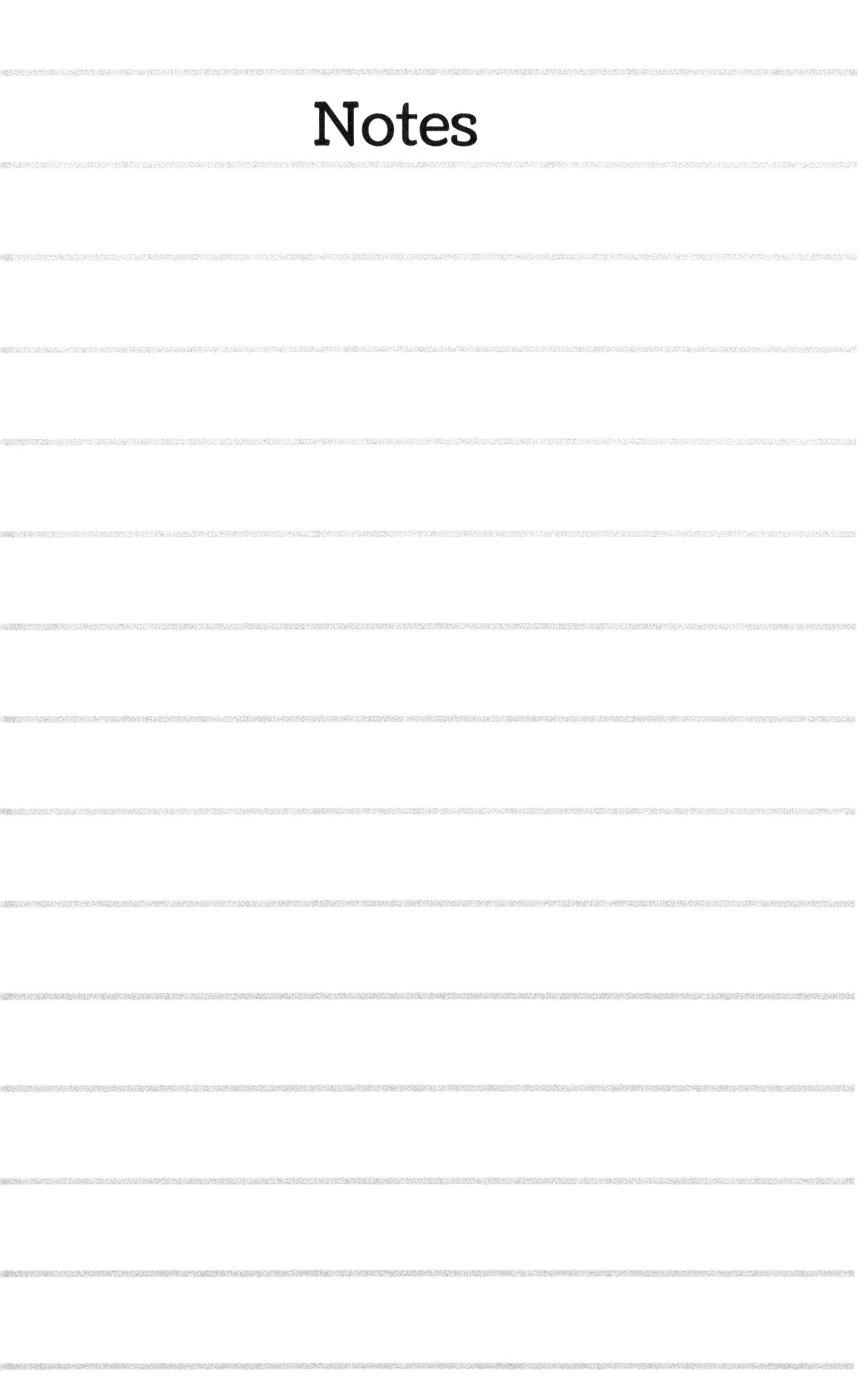

Notes

DATE:_________________

Goal:___________________________________

____

____

____

Deadline:_____________________

What do I need to do to achieve my goal?

Action Step	Date Completed
• ____________________________	_______
• ____________________________	_______
• ____________________________	_______
• ____________________________	_______

Why is this important to me?

____

____

____

____

____

DONE

☐

Notes

DATE:______________________

Goal:_____________________________________

____

____

____

Deadline:_____________________

What do I need to do to achieve my goal?

Action Step	Date Completed
• ___________________________	______
• ___________________________	______
• ___________________________	______
• ___________________________	______

Why is this important to me?

____

____

____

____

____

DONE

☐

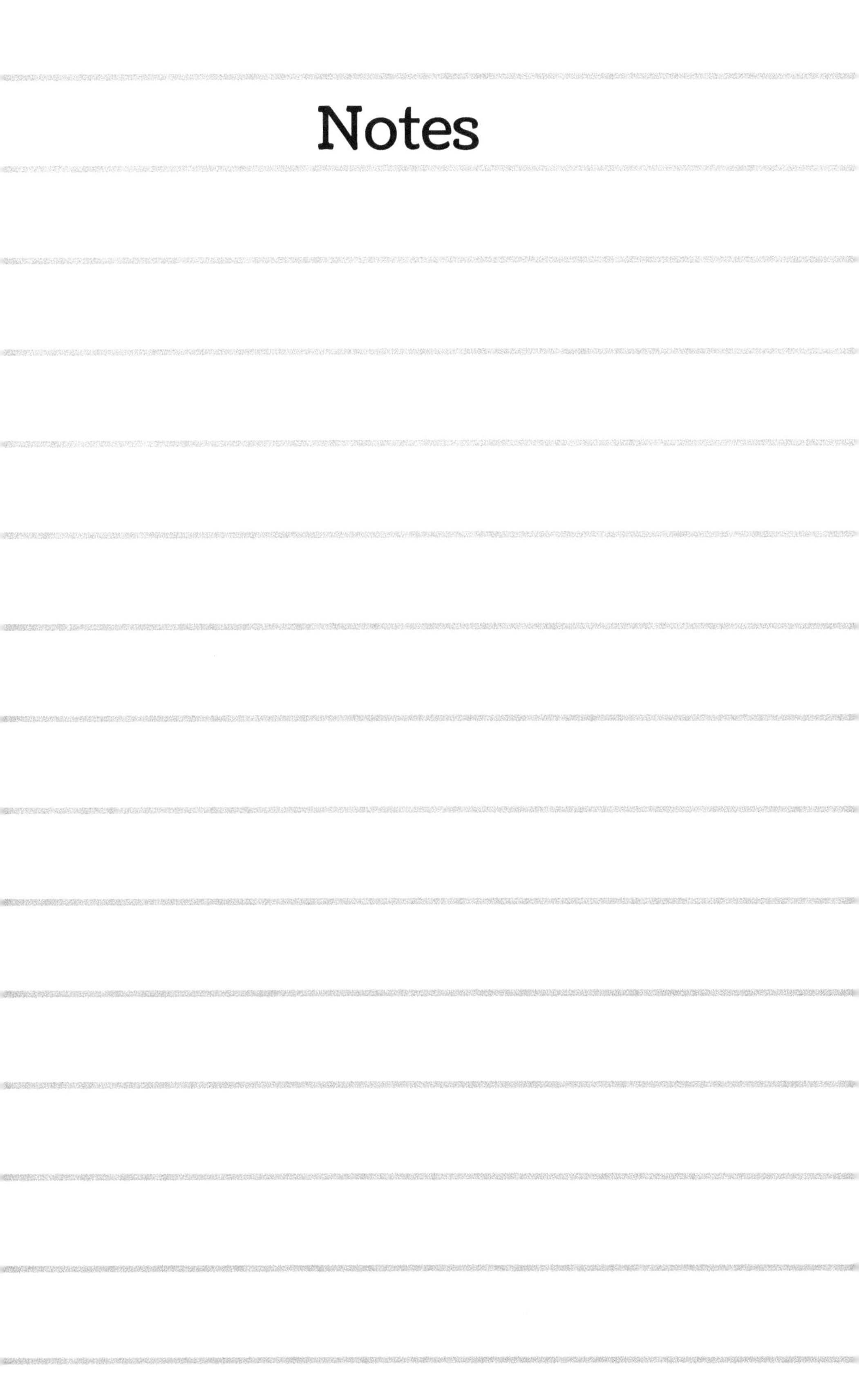

Notes

DATE:___________________________

Goal:____

____

____

____

Deadline:_____________________

What do I need to do to achieve my goal?

	Action Step	Date Completed
•	_________________________	_______
•	_________________________	_______
•	_________________________	_______
•	_________________________	_______

Why is this important to me?

____

____

____

____

____

DONE
☐

Notes

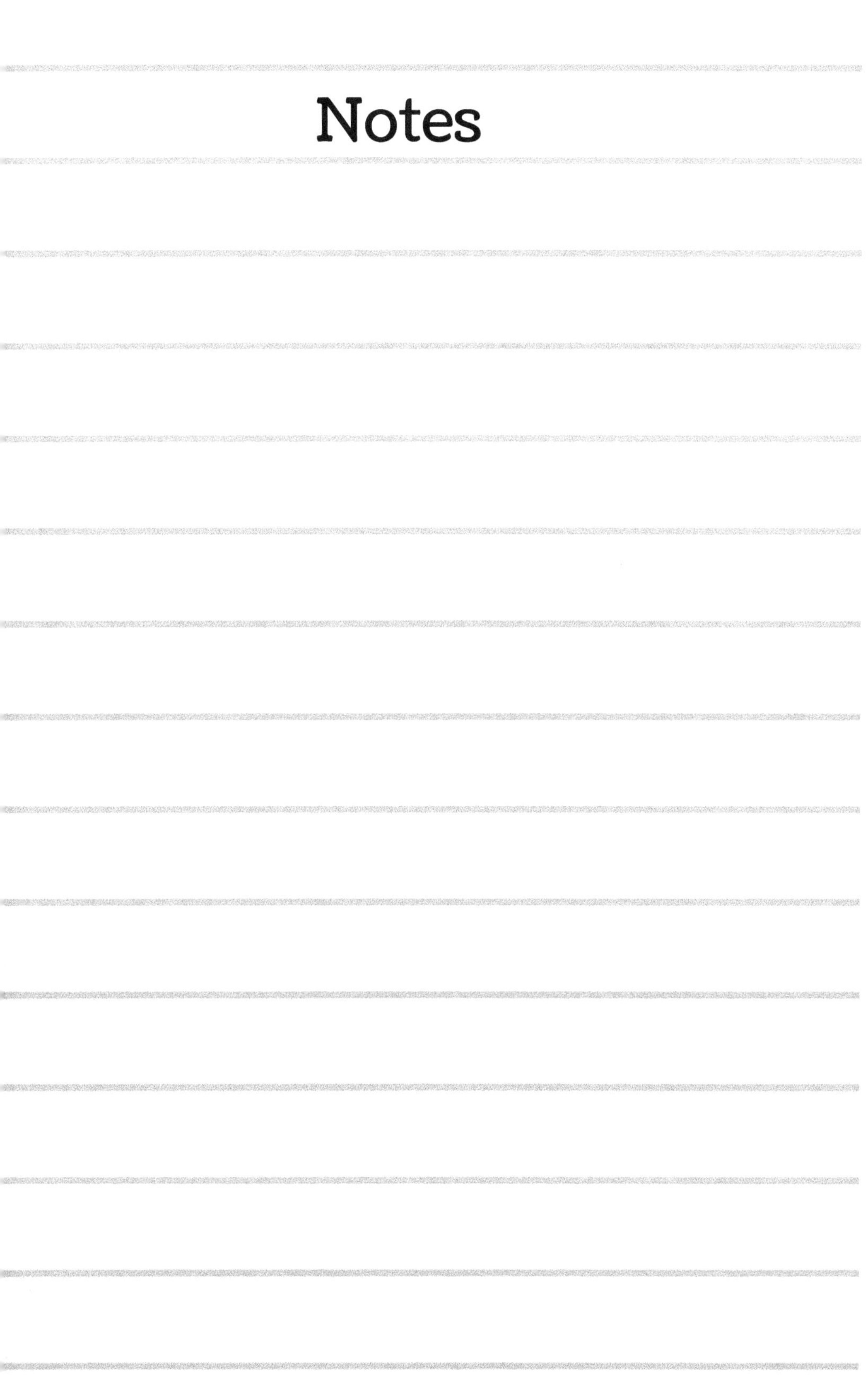

DATE:_________________________

Goal:____

____

____

____

Deadline:_____________________

What do I need to do to achieve my goal?

	Action Step	Date Completed
•	_____________________	_____
•	_____________________	_____
•	_____________________	_____
•	_____________________	_____

Why is this important to me?

____

____

____

____

____

DONE
☐

Notes

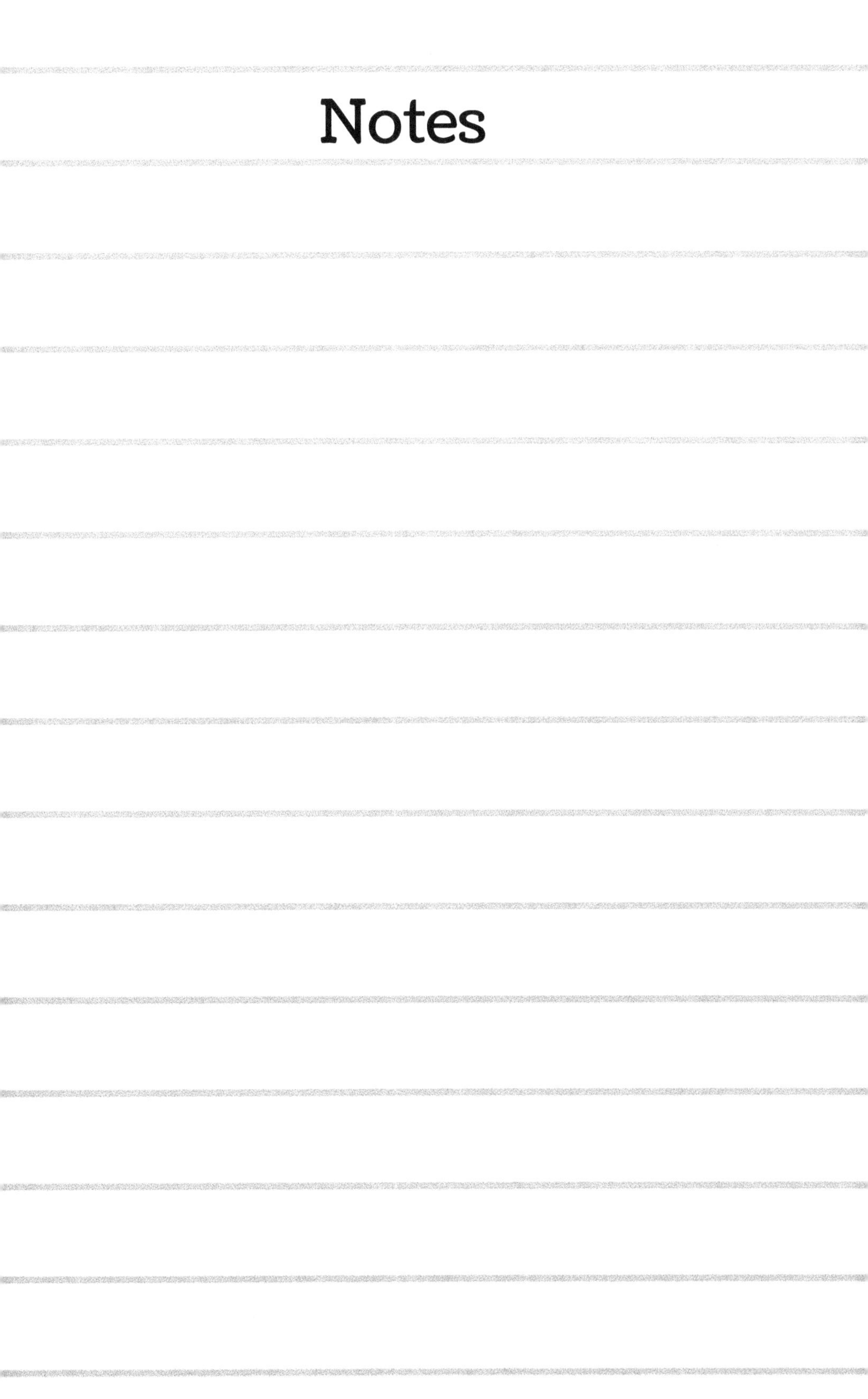

DATE:_______________________

Goal:____

____

____

____

Deadline:___________________________

What do I need to do to achieve my goal?

Action Step	Date Completed
• _____________________________	_________
• _____________________________	_________
• _____________________________	_________
• _____________________________	_________

Why is this important to me?

____

____

____

____

____

DONE

☐

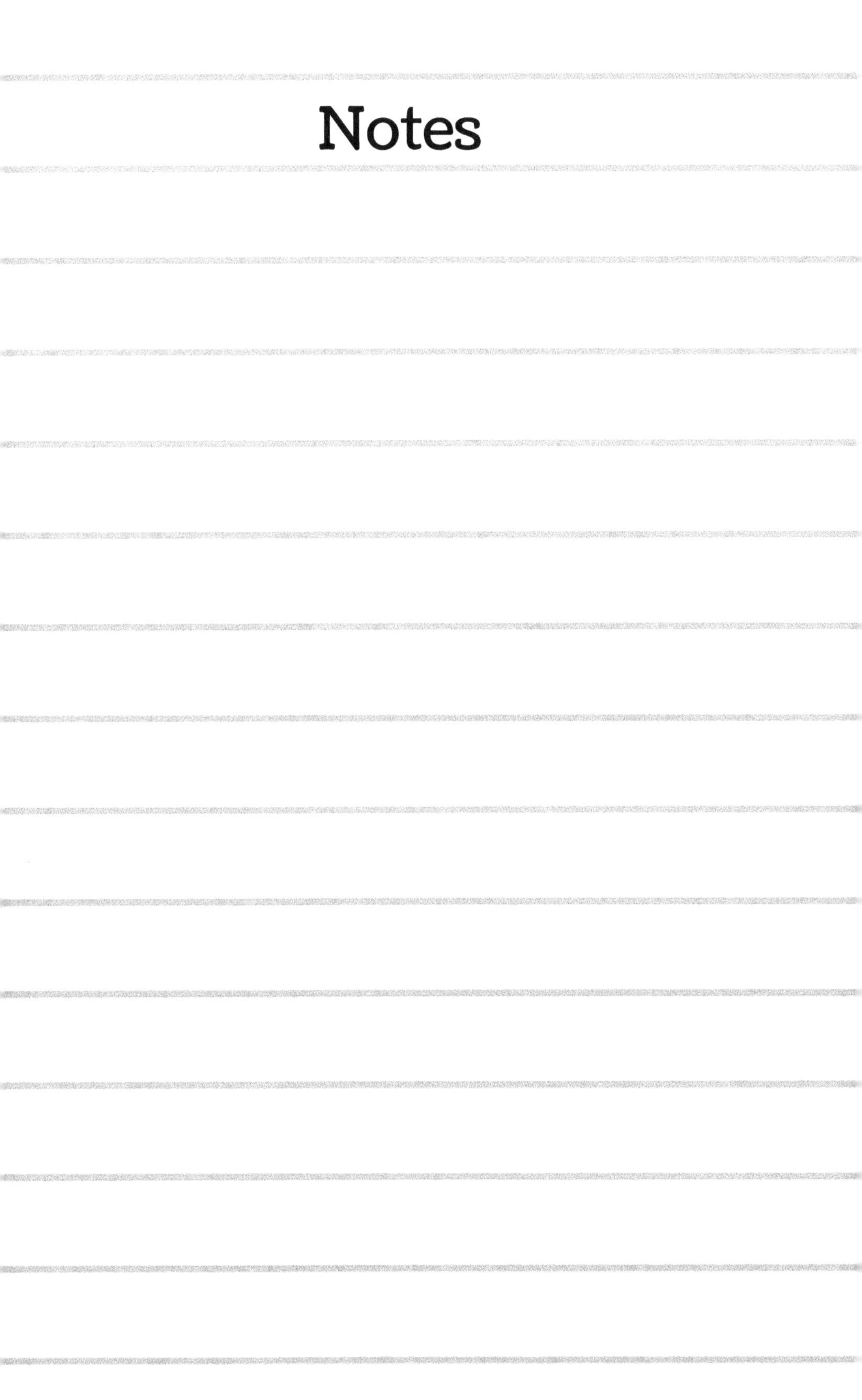

Notes

DATE:_______________________

Goal:______________________________________

____

____

____

Deadline:___________________________

What do I need to do to achieve my goal?

Action Step	Date Completed
• _______________________	_________
• _______________________	_________
• _______________________	_________
• _______________________	_________

Why is this important to me?

____

____

____

____

____

DONE

☐

Notes

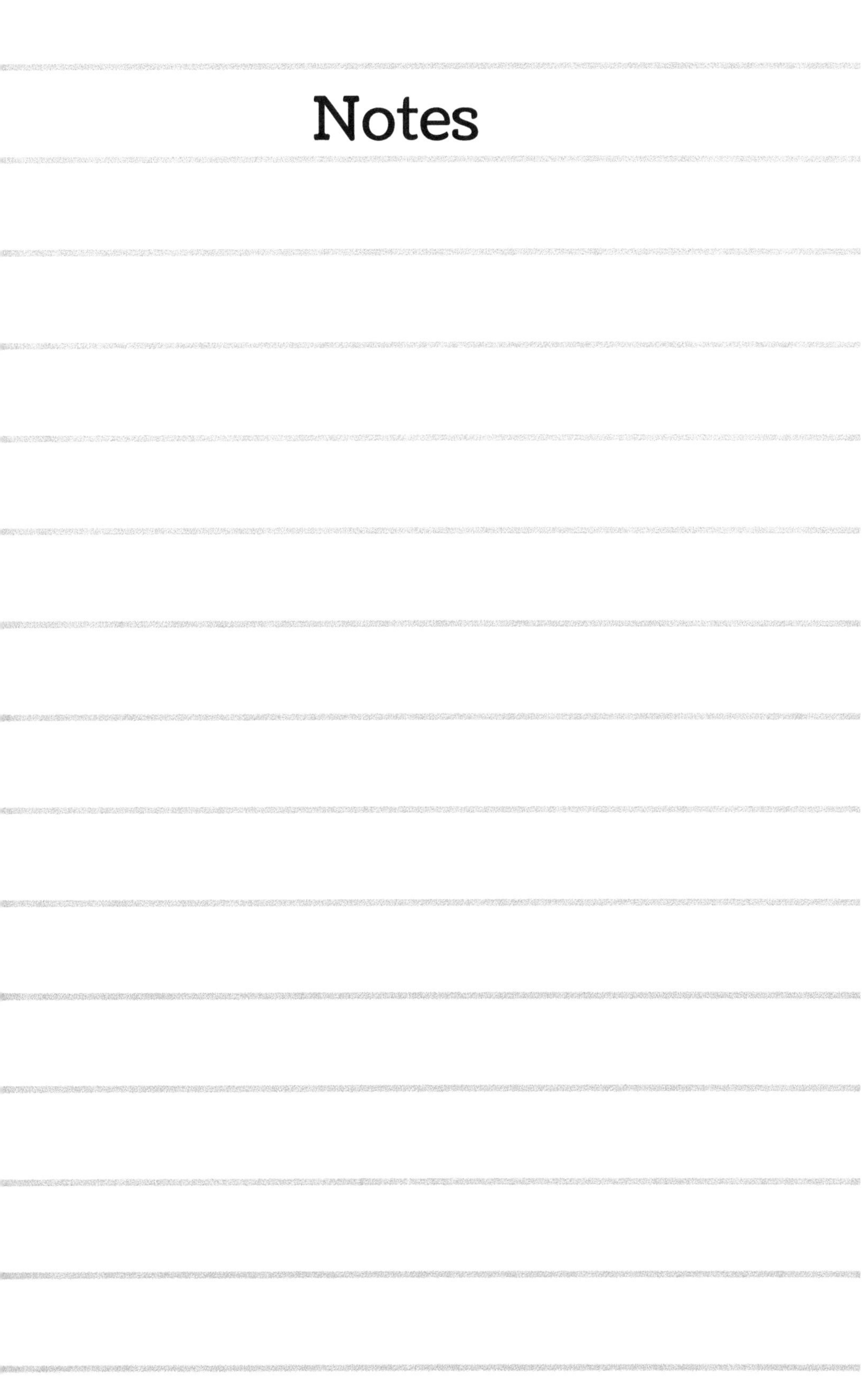

DATE:_________________

Goal:____

____

____

____

Deadline:___________________

What do I need to do to achieve my goal?

Action Step	Date Completed
• _________________________	_____
• _________________________	_____
• _________________________	_____
• _________________________	_____

Why is this important to me?

____

____

____

____

____

DONE

☐

Notes

DATE:_________________

Goal:____

____

____

____

Deadline:_____________________

What do I need to do to achieve my goal?

Action Step	Date Completed
• _________________________	_______
• _________________________	_______
• _________________________	_______
• _________________________	_______

Why is this important to me?

____

____

____

____

____

DONE

☐

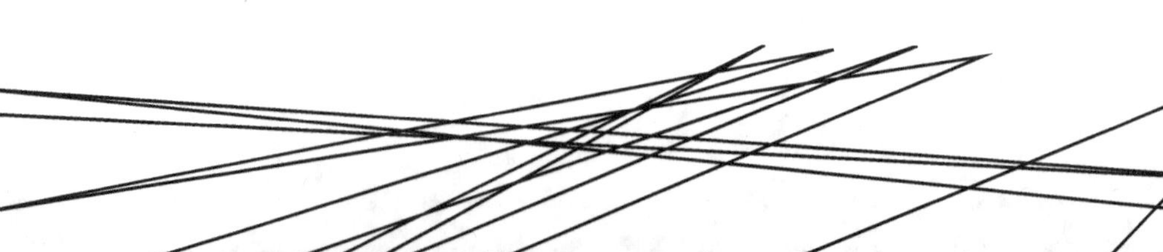

I WILL get it DONE

Notes

DATE:_______________

Goal:_______________________________________

____

____

____

Deadline:_______________________

What do I need to do to achieve my goal?

	Action Step	Date Completed
•	_______________________	_______
•	_______________________	_______
•	_______________________	_______
•	_______________________	_______

Why is this important to me?

____

____

____

____

____

DONE

☐

Notes

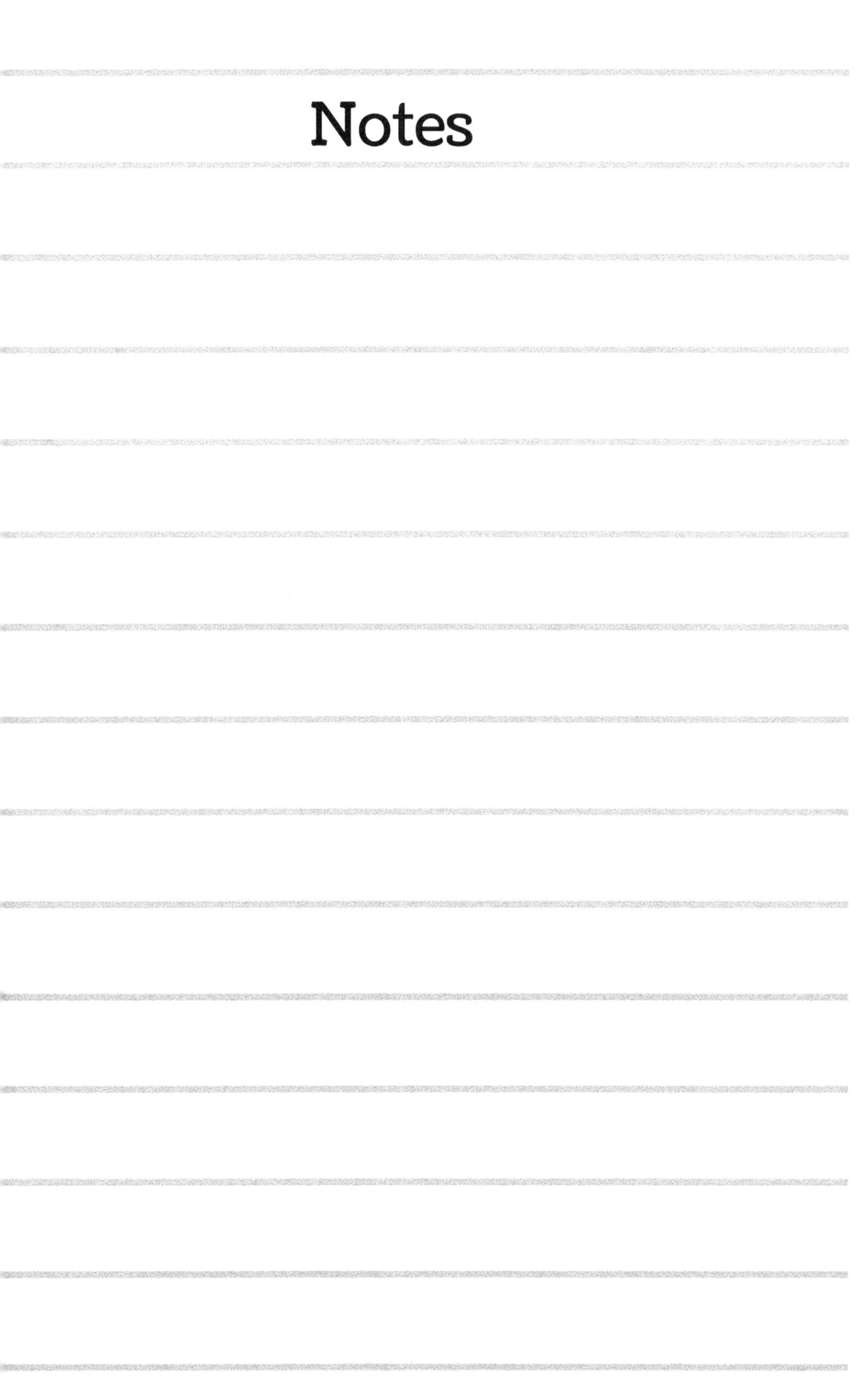

DATE:_______________________

Goal:____

____

____

____

Deadline:___________________________

What do I need to do to achieve my goal?

Action Step	Date Completed
• _______________________________	___________
• _______________________________	___________
• _______________________________	___________
• _______________________________	___________

Why is this important to me?

____

____

____

____

____

DONE

☐

Notes

DATE:___________________

Goal:____

____

____

____

Deadline:___________________

What do I need to do to achieve my goal?

	Action Step	Date Completed
•	_________________________	_______
•	_________________________	_______
•	_________________________	_______
•	_________________________	_______

Why is this important to me?

____

____

____

____

____

DONE

☐

Notes

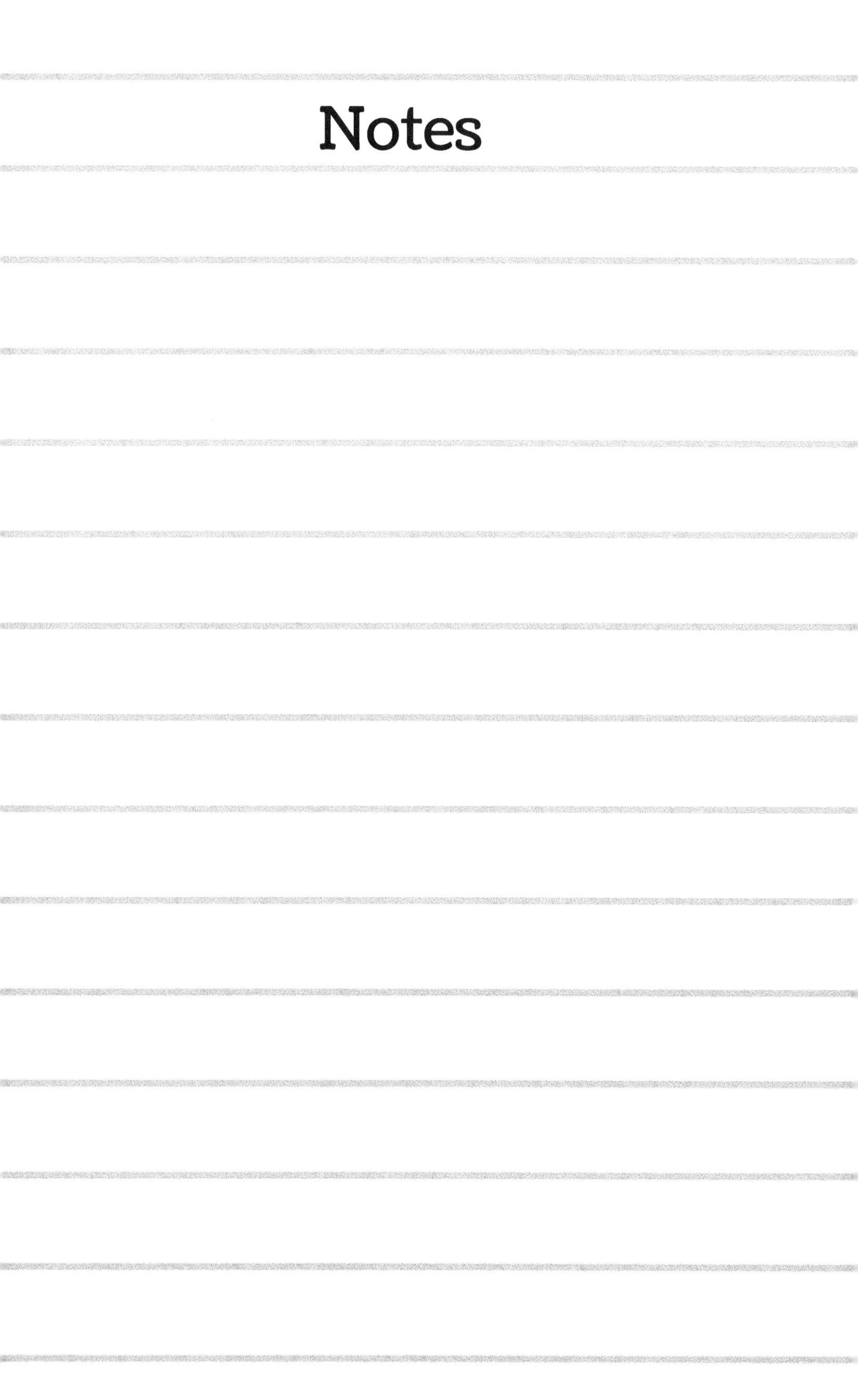

DATE:________________

Goal:____

____

____

____

Deadline:______________________

What do I need to do to achieve my goal?

Action Step	Date Completed
• __________________________	______
• __________________________	______
• __________________________	______
• __________________________	______

Why is this important to me?

____

____

____

____

____

DONE

☐

Notes

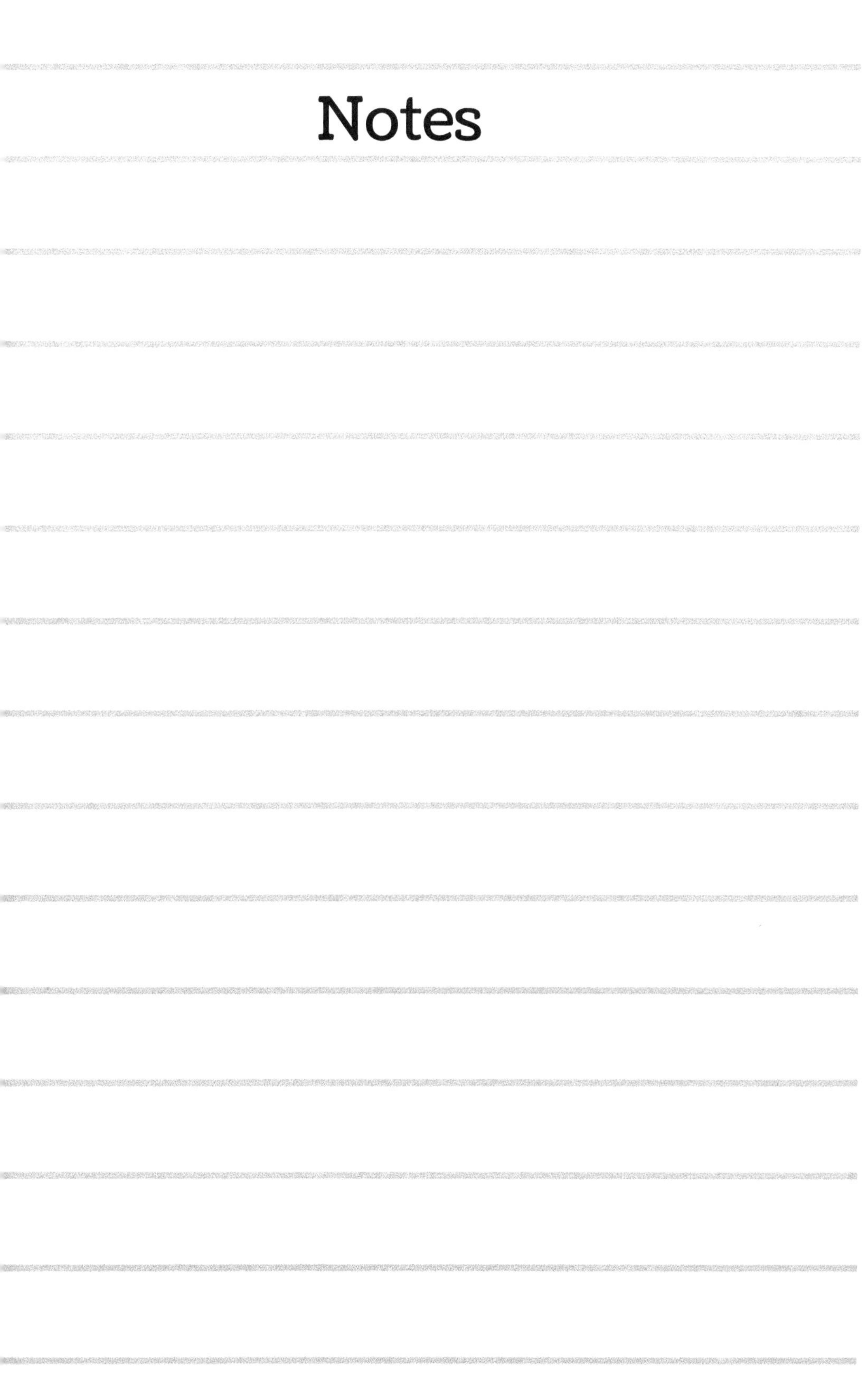

DATE:________________________

Goal:____

____

____

____

Deadline:____________________

What do I need to do to achieve my goal?

Action Step	Date Completed
• ____________________________	________
• ____________________________	________
• ____________________________	________
• ____________________________	________

Why is this important to me?

____

____

____

____

____

DONE

☐

Notes

DATE:_________________

Goal:____

____

____

____

Deadline:_____________________

What do I need to do to achieve my goal?

	Action Step	Date Completed
•	_________________________	_______
•	_________________________	_______
•	_________________________	_______
•	_________________________	_______

Why is this important to me?

____

____

____

____

DONE

Notes

Goal:____

____

____

____

Deadline:_____________________

What do I need to do to achieve my goal?

Action Step	Date Completed
• _______________________	______
• _______________________	______
• _______________________	______
• _______________________	______

Why is this important to me?

____

____

____

____

____

DONE

☐

Notes

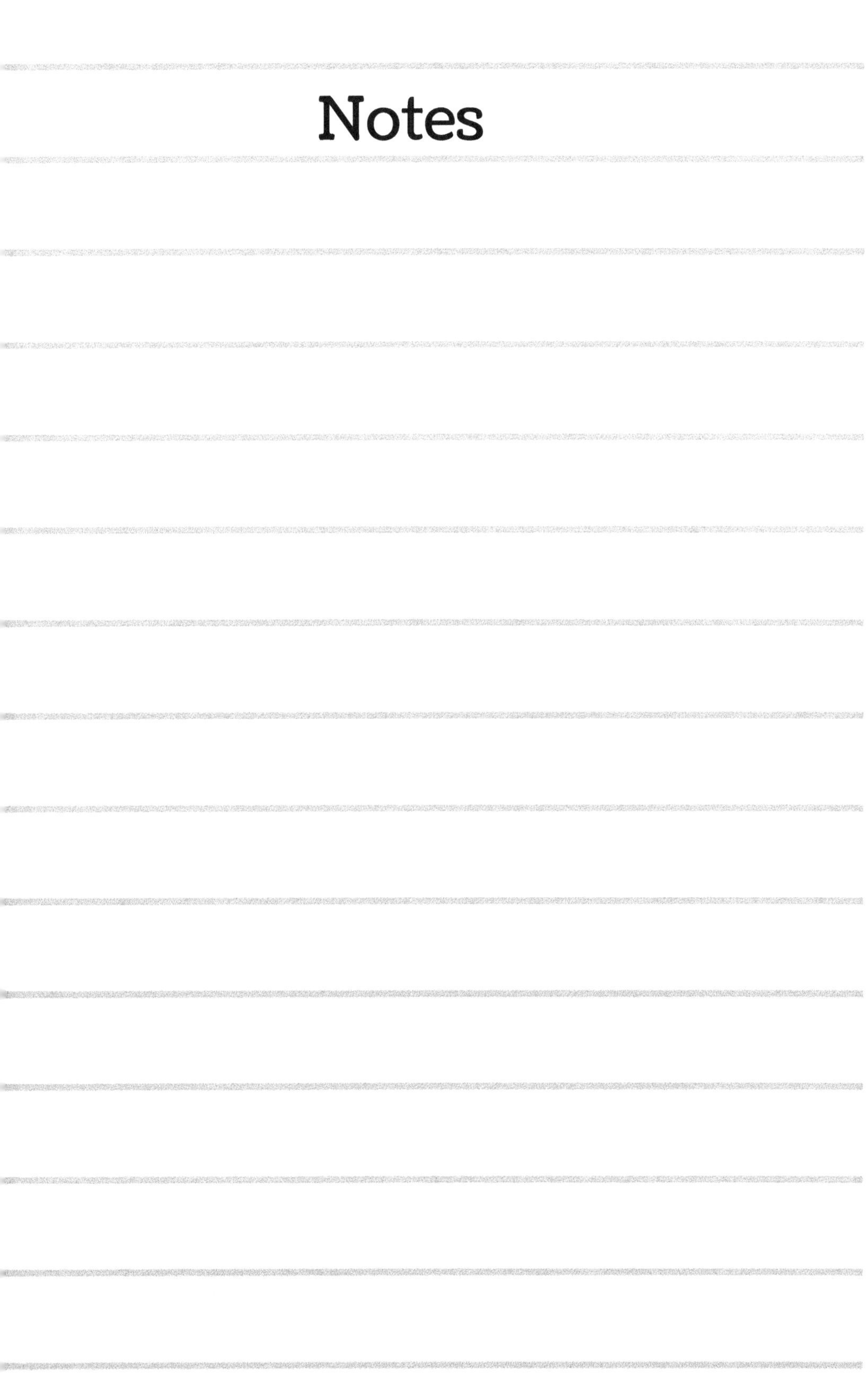

DATE:______________________

Goal:____

____

____

____

Deadline:___________________________

What do I need to do to achieve my goal?

Action Step	Date Completed
• ___________________________	________
• ___________________________	________
• ___________________________	________
• ___________________________	________

Why is this important to me?

____

____

____

____

____

DONE

☐

Notes

DATE:______________________

Goal:____

____

____

____

Deadline:____________________

What do I need to do to achieve my goal?

Action Step	Date Completed
• ______________________________	________
• ______________________________	________
• ______________________________	________
• ______________________________	________

Why is this important to me?

____

____

____

____

DONE
☐

Notes

DATE:_________________________

Goal:____

____

____

____

Deadline:_____________________

What do I need to do to achieve my goal?

<table>
<tr><td>Action Step</td><td>Date Completed</td></tr>
<tr><td>• ___________________________</td><td>______</td></tr>
<tr><td>• ___________________________</td><td>______</td></tr>
<tr><td>• ___________________________</td><td>______</td></tr>
<tr><td>• ___________________________</td><td>______</td></tr>
</table>

Why is this important to me?

____

____

____

____

____

DONE

☐

Notes

DATE:_________________

Goal:_____________________________________

____

____

____

Deadline:_____________________

What do I need to do to achieve my goal?

	Action Step	Date Completed
•	_________________________	_______
•	_________________________	_______
•	_________________________	_______
•	_________________________	_______

Why is this important to me?

____

____

____

____

____

DONE
☐

Notes

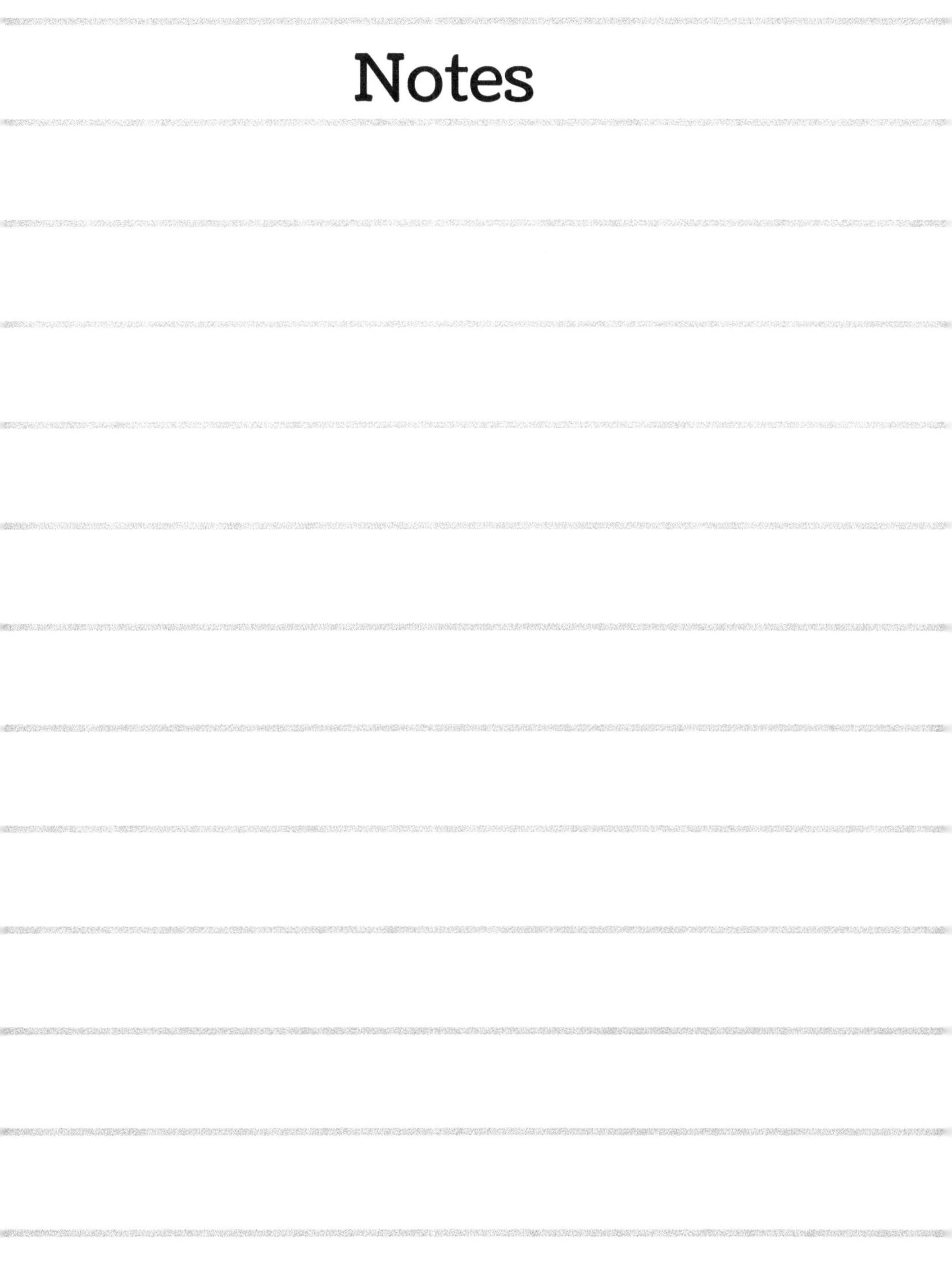

www.ingramcontent.com/pod-product-compliance
Lightning Source LLC
Chambersburg PA
CBHW070747250726
48662CB00004B/1672